BEI GRIN MACHT SICH IHR WISSEN BEZAHLT

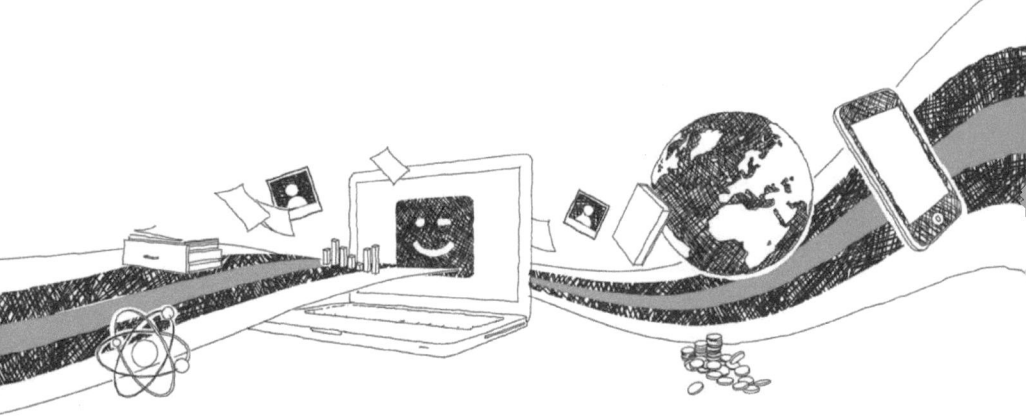

- Wir veröffentlichen Ihre Hausarbeit, Bachelor- und Masterarbeit

- Ihr eigenes eBook und Buch - weltweit in allen wichtigen Shops

- Verdienen Sie an jedem Verkauf

Jetzt bei www.GRIN.com hochladen und kostenlos publizieren

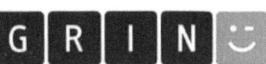

Gabriele Röhrig

Statistische Analyse des Rehabilitationsverhaltens von Karzinompatienten am Beispiel von Versicherungsnehmern der Allgemeinen Ortskrankenkasse (AOK) Mettmann

GRIN Verlag

Bibliografische Information der Deutschen Nationalbibliothek:

Die Deutsche Bibliothek verzeichnet diese Publikation in der Deutschen National-
bibliografie; detaillierte bibliografische Daten sind im Internet über http://dnb.d-
nb.de/ abrufbar.

Impressum:

Copyright © 2005 GRIN Verlag GmbH
Druck und Bindung: Books on Demand GmbH, Norderstedt Germany
ISBN: 978-3-656-62351-9

Dieses Buch bei GRIN:

http://www.grin.com/de/e-book/267523/statistische-analyse-des-rehabilitationsver-
haltens-von-karzinompatienten

GRIN - Your knowledge has value

Der GRIN Verlag publiziert seit 1998 wissenschaftliche Arbeiten von Studenten, Hochschullehrern und anderen Akademikern als eBook und gedrucktes Buch. Die Verlagswebsite www.grin.com ist die ideale Plattform zur Veröffentlichung von Hausarbeiten, Abschlussarbeiten, wissenschaftlichen Aufsätzen, Dissertationen und Fachbüchern.

Besuchen Sie uns im Internet:

http://www.grin.com/

http://www.facebook.com/grincom

http://www.twitter.com/grin_com

Magisterarbeit

zur Erlangung des Titels Magistra Public Health (MPH)

im Ergänzungsstudiengang Bevölkerungsmedizin und
Gesundheitswesen (Public Health) an der
Medizinischen Hochschule Hannover

Statistische Analyse des Rehabilitationsverhaltens von Karzinompatienten am Beispiel von Versicherungsnehmern der Allgemeinen Ortskrankenkasse (AOK) Mettmann

aus dem Studienschwerpunkt Epidemiologie

vorgelegt von
Dr. med. Gabriele Röhrig

Hannover, 15.01.2005

Inhaltsverzeichnis

Vorwort

Die medizinische Rehabilitation in Deutschland ist ein noch ziemlich junges Glied in der Versorgungskette des deutschen Gesundheitssystems, das sich erst im letzten Drittel des vergangenen Jahrhunderts nach und nach hat etablieren können. Der Unterbereich der onkologischen Rehabilitation hat seine Entwicklung aus der langjährig kurmedizinisch geprägten Position zum professionellen Rehabilitationszweig sogar erst Mitte der 90er Jahre des letzten Jahrhunderts begonnen. Infolgedessen ist die Anzahl anwendungsbezogener Studien zur stationären onkologischen Rehabilitation noch limitiert und es besteht ein hoher Forschungsbedarf zur Ermittlung von Aussagen zur Qualität und zum Erfolg der durchgeführten Maßnahmen.

Aus diesem Grund findet sich ein zwar wachsender, jedoch im Vergleich zu anderen Rehabilitationsbereichen noch sehr eingeschränkter Literaturhintergrund, weswegen sich zu einigen der hier untersuchten Fragestellungen keine Vergleichsdaten in der gesichteten Literatur finden ließen.

3

Einleitung

Unter der medizinischen Rehabilitation allgemein versteht man die Behandlung sowohl Kranker als auch Genesender und Behinderter um mit Hilfe spezieller Mittel und Maßnahmen im Sinne der Sekundär- und Tertiärprävention vorhandene oder absehbare gesundheitliche Schädigungen zu verringern und Restfunktionen zu verbessern (1). Im letzten Drittel des vergangenen Jahrhunderts hat sich die medizinische Rehabilitation in Deutschland zu einem festen Glied in der Versorgungskette des deutschen Gesundheitssystems entwickelt. Seit den 80er Jahren unterliegt sie einem Modifikationsprozess mit dem Ziel einer zunehmenden Professionalisierung durch Qualitätsüberprüfungs- und Qualitätssicherungs-programme, welche durch einen zunehmenden Austausch zwischen Rehabilitationseinrichtungen und überweisenden Ärzten möglich wurde (2). Zwischen den Indikationsbereichen gab es jedoch über die Jahre hinweg wesentliche Fokussierungsunterschiede. So wurde in den quantitativ stärker repräsentierten Rehabilitationsbereichen wie Kardiologie, Orthopädie und Neurologie der Rehabilitationsschwerpunkt auf die Sicherung der Erwerbsfähigkeit gesetzt, während im Bereich der Onkologie eher eine Wiederherstellung der körperlichen Leistungsfähigkeit (bei zum großen Teil auch palliativen Patienten) und die Stabilisierung der psychosozialen Situation im Vordergrund standen, ohne daß auf den Erhalt der Erwerbsfähigkeit ein wesentliches Augenmerk gesetzt wurde (3). Diese Besonderheit trägt dazu bei, daß die onkologische Rehabilitation sich in einem Spannungsfeld zwischen Bedürfnissen seitens der Patienten und Zuständigkeiten seitens der Kostenträger befindet, welche letztgenannte bei Patienten mit nur noch sehr eingeschränkter Erwerbsperspektive in Frage stellen (4).

Die onkologische Rehabilitation mußte sich erst aus ihrer kurmedizinisch geprägten Position heraus- und in ihre heute spezifisch profilierte Position hineinentwickeln. Anfang der 90er Jahre des letzten Jahrhunderts haben Koch und Weis (5) in einer Stellungnahme zur „Krebsrehabilitation in Deutschland" einige Kritikpunkte formuliert, welche sich sowohl auf inhaltliche als auch strukturelle Gegebenheiten der Rehabilitation von Krebspatienten in dieser Zeit bezogen. Wenige Jahre später publizierte der Verband der Rentenversicherungsträger in Deutschland (VDR) eine „Expertise zur Krebsrehabilitation in Deutschland" (6). Diese umfasst eine Analyse aller inhaltlichen und strukturellen Aspekte der medizinischen Rehabilitation. Dabei

4

kommt auch zum Ausdruck, daß aufgrund sehr weniger anwendungsbezogener Studien zur stationären *onkologischen* Rehabilitation, keine Aussagen zur Qualität und zum Erfolg der durchgeführten Maßnahmen getroffen werden können. Dadurch wird der Forschungsbedarf im Bereich der onkologischen Rehabilitation unterstrichen.

Das aktuelle Zustandsbild des Versorgungsbereiches der medizinischen Rehabilitation wurde wesentlich zum einen von dieser Analyse, zum anderen von verschiedenen Projekten zur Qualitätssicherung beeinflußt (7).

Für den Unterbereich der onkologischen Rehabilitation haben sich in der Arbeitsgemeinschaft Rehabilitation, Nachsorge und Sozialmedizin (ARNS) der Deutschen Krebsgesellschaft rehabilitationsmedizinisch tätige Hämatologen, internistische Onkologen sowie onkologisch orientierte Vertreter anderer Fachbereiche organisiert und Leitlinien und Qualitätskriterien für die Rehabilitation onkologischer Patienten erarbeitet (8). Der Bereich der onkologischen Rehabilitationsforschung erfuhr während dieser Zeit sowohl über die Kostenträger der Rehabilitation (z.B. BfA, VDR) durch Mitglieder der ARNS, als auch durch individuelle Projekte einen wesentlichen Antrieb. Insgesamt wurden zwischen 1990 und 2002 über zwanzig Studien zur Evaluation der onkologischen Rehabilitation durchgeführt (9-27). Die früheren Studien konnten zeigen, daß die Lebensqualität onkologischer Patienten im Verlauf einer stationären Nachsorge, gemessen an Parametern des körperlichen und des psychischen Zustandes (somatische Beschwerden bzw. psychische Befindlichkeit) statistisch signifikant besser wird. Teichmann konnte 2002 zeigen, daß onkologische Rehabilitationsmaßnahmen besonders auf dem somatischen und psychosozialen Gebiet bei onkologischen Patienten einen signifikant verbesserten Effekt erbrachten (28). Auf Bundesebene werden seit 1998 im Rahmen des zwischen dem VDR (Verband der Rentenversicherungsträger in Deutschland) und dem Bundesministerium für Bildung und Forschung (BMBF) initiierten Reha-Forschungsverbundes wissenschaftliche Fragestellungen zum Thema der onkologischen Rehabilitation in Deutschland verfolgt. Primäres Ziel ist dabei eine weitere Optimierung der Struktur- und Prozessqualität der Rehabilitation krebskranker Patienten.

Folglich ist in diesem Zusammenhang die Analyse des Rehabilitationsverhaltens von onkologischen Patienten von Interesse.

Neben dem Management somatischer und psychischer Probleme sieht sich die Rehabilitation onkologischer Patienten auch mit dem sozialen Problem der beruflichen Wiedereingliederung konfrontiert. Therapienebenwirkungen, Fatigue-syndrom oder psychosomatische Langzeitfolgen der Krebserkrankung führen dazu, daß nur ein Teil der Patienten nach Ende einer Therapie in das Berufsleben zurückkehrt (29). Daher stellt die berufliche Wiedereingliederung ein weiteres Ziel der onkologischen Rehabilitation dar und somit einen weiteren Bereich mit Forschungsbedarf. In einzelnen Studien wurden, zum Teil krankheitsspezifisch, Qualität und Effizienz onkologischer Rehabilitationsmaßnahmen hinsichtlich der Möglichkeiten einer beruflichen Wiedereingliederung untersucht (30-32). Spelten et al gelang es, eine prädiktive Funktion dem Fatigue-Level bei der Rückkehr in das Arbeitsleben nachzuweisen (33). Sie identifizierten weiterhin im Rahmen ihrer Metaanalyse Faktoren, welche die berufliche Wiedereingliederung von Karzinompatienten negativ beeinflussen: dazu zählten ein nicht-supportives Arbeitsumfeld, handwerkliche Tätigkeit und Tumoren des Hals-Nasen-Ohren-Bereiches (34). Syrjala et al beobachteten in ihrer Studie über Genesungsschritte bei hämato-onkologischen Patienten mit Zustand nach hämatopoietischer Stammzelltransplantation, daß die physische Genesung wesentlich früher eintritt als die psychische bzw. berufliche Genesung (35). Eine vollständige Genesung zeigte sich in ihrem Patientenkollektiv erst nach 3 bis 5 Jahren. Alle Autorengruppen kommen dabei zu dem Schluß, daß die berufliche Wiedereingliederung neben psychischer Stabilisierung und funktioneller Wiederherstellung als wesentliches Ziel der onkologischen Rehabilitation mit angestrebt werden sollte.

Im Unterschied zur onkologischen Rehabilitation, sind kardiologische Rehabilitationsprogramme in Deutschland bereits seit den 70er Jahren des vergangenen Jahrhunderts etabliert. Bezüglich der beruflichen Wiedereingliederung kardiologischer Patienten nach Durchführung rehabilitativer Maßnahmen nach einem kardialen Ereignis wurden bereits mehrere Untersuchungen durchgeführt. So konnten Mittag et al drei Variablen identifizieren, welche bei 85% der Probanden einen prädiktiven Charakter bezüglich der beruflichen Wiedereingliederung zu besitzen schienen: neben dem Alter des Patienten spielten die Gefühle des Patienten hinsichtlich seiner kardialen Einschränkung eine Rolle, ebenso wie die Ansicht des behandelnden Arztes, inwiefern der Patient aufgrund der gesamten gesundheitlichen Verfassung in der Ausübung der beruflichen Tätigkeit behindert wird (36). Medizinisch-klinische Variablen wie z.b. Herzinsuffizienz-Stadium spielten eine untergeordnete Rolle.

Die Rolle soziodemographischer Faktoren als Prädiktor für eine berufliche Wiedereingliederung wird bei kardiologischen Patienten anders bewertet als bei Krebspatienten: Während Muller-Nordhorn et al soziodemographischen Faktoren eine prädiktive Rolle bei der beruflichen Wiedereingliederung kardiologischer Patienten zuschreiben (37), sehen Spelten et al keinen Einfluß dieser Faktoren auf die berufliche Wiedereingliederung von Krebspatienten (34).

Vor diesem Kontext ist neben der Analyse des Rehabilitationsverhaltens onkologischer Patienten auch die vergleichende Analyse der Rückkehrhäufigkeit in das Berufsleben bei kardiologischen Patienten und Krebspatienten von Interesse.

Mit Hilfe von anonymisierten Daten von insgesamt >416 000 Versicherungsnehmern der Allgemeinen Ortskrankenkasse Mettmann, welche zwischen 1987 und 1996 versichert waren, untersuchten wir das Rehabilitationsverhalten von onkologischen Patienten innerhalb dieser Versichertengruppe und führten vergleichende Analysen durch bezüglich der Frage nach beruflicher Wiedereingliederung nach Anwendung von Rehamaßnahmen bei kardiologischen Patienten und Krebspatienten. Die dabei von uns erarbeiteten Analysen bezogen sich auf folgende Fragestellungen:

I.1 Inanspruchnahme von Rehamassnahmen in Abhängigkeit vom Alter

I.2 Gibt es geschlechtsspezifische Unterschiede bei der Rehainanspruchnahme?

I.3 Inanspruchnahme von Rehamassnahmen in Abhängigkeit von der Art der Erkrankung nach Trennung in Männer und Frauen

I.4 Inanspruchnahme von Rehamassnahmen nach sozialer Statusposition, operationalisiert nach beruflicher Statusposition, entweder der eigenen oder klassifiziert nach den Hauptversicherten

I.5 Inanspruchnahme von Rehaleistungen in Abhängigkeit von der Akutversorgung, jeweils unter Kontrolle des Alters

II.1 Besteht ein Unterschied zwischen kardiologischen und onkologischen Patienten bezüglich der Anzahl der Berufsrückkehrer nach Durchführung rehabilitativer Maßnahmen?

II.2 Besteht ein Unterschied zwischen kardiologischen und onkologischen Patienten bezüglich des Geschlechtes der Berufsrückkehrer nach Durchführung rehabilitativer Maßnahmen?

II.3 Besteht ein Unterschied zwischen kardiologischen und onkologischen Patienten bezüglich des sozioökonomischen Status der Berufsrückkehrer nach Durchführung rehabilitativer Maßnahmen?

II.4 Besteht ein Unterschied zwischen kardiologischen und onkologischen Patienten bezüglich Geschlecht und sozioökonomischem Status der Berufsrückkehrer nach Durchführung rehabilitativer Maßnahmen?

Methoden

Datensatz

Der Datensatz von insgesamt >416 000 anonymisierten Versichertendaten aus dem Zeitraum zwischen 1986 bis 1995 wurde uns freundlicherweise von der Allgemeinen Ortskrankenkasse Mettmann zur Verfügung gestellt. Neben versicherungstechnischen Daten beinhaltet er auch demographische Angaben wie Alter und Geschlecht sowie sozioökonomische und medizinischen Daten.

Der Datensatz umfaßt Rentner und Nicht-Rentner, sowie neben selbständig Versicherten auch familienversicherte Angehörige. In dieser Versichertenpopulation waren die meisten im Bereich der Produktionsindustrie beschäftigt, so daß die niedrigeren sozioökonomischen Klassen überrepräsentiert waren, im Verhältnis zu den relativ weniger vertretenen Personen aus den oberen sozioökonomischen Schichten.

Patientenauswahl

Im ersten Teil der Arbeit wählten wir von den insgesamt 9410 Patienten (entsprechend 2,3 % aller Versicherten), welche wegen einer malignen Erkrankung stationär aufgenommen wurden, im Beobachtungszeitraum von 1986 bis 1995 aufgrund der relativ geringen einzelnen Häufigkeiten, nur die vier am häufigsten vertretenen und nach ICD-9 verschlüsselten Diagnosegruppen (ICD-Nr 140-149 + 160-169, 150-159, 170-175, 180-184) aus und faßten sie unter den grob orientierenden Begriffen „Mammakarzinom" (170-179), „Unterleibskarzinom" (180-184), „HNO-Karzinom" (140-149 + 160-169) und „Magen-Darm-Karzinom" (150-159) zusammen. Es muß bemerkt werden, daß auf diese Weise die Karzinome der oberen und unteren Luftwege aus Gründen der Praktikabilität zusammengefaßt wurden. Nach Gruppen aufgeteilt lagen uns dabei Daten von folgenden Patientenzahlen vor: in der Gruppe der HNO-Ca Patienten Daten von insgesamt 254 Patienten, in der Gruppe der Mamma-Ca Patienten Daten von 1052 Patienten, in der Gruppe der Magen-Darm-Ca-Patienten von insgesamt 1476 Patienten und in der Gruppe der Unterleib-Ca Patienten Daten von 360 Patienten. Das ergab zusammengefaßt einen reduzierten Datensatz von 3142 Malignompatienten (Tab. 1). Dieser Datensatz wurde weiter aufgeteilt nach Diagnosegruppe, Rentenstatus und Rehabiltationsinanspruchnahme. Die Anzahl der Patienten über die in den jeweiligen Teilbereichen Daten vorlagen sind in Tab. 1 übersichtlich aufgestellt.

	Rentner	N-Rentner	Reha	N-Reha	Rentner /Reha	N-Rentner /Reha	N-Rentner /N-Reha	Rentner /N-Reha	Gesamt
HNOCa	165 (5,2%)	89 (2,8%)	39 (1,2%)	215 (6,8%)	24 (0,8%)	15 (0,5%)	74 (2,3%)	141 (4,5%)	254 (8,1%)
MammaCa	540 (17,2%)	512 (16,3%)	117 (3,8%)	935 (29,7%)	37 (1,2%)	80 (2,5%)	432 (13,7%)	503 (16%)	1052 (33,5%)
Magen DarmCa	1092 (34,7%)	384 (12,2%)	109 (3,5%)	1367 (43,5%)	38 (1,2%)	71 (2,2%)	313 (9,9%)	1054 (33,5%)	1476 (47%)
Unter leib-Ca	217 (7%)	143 (4,5%)	23 (0,8%)	337 (10,7%)	6 (0,2%)	17 (0,5%)	126 (4%)	211 (6,7%)	360 (11,4%)
Gesamt	2014 (64,1%)	1128 (35,9%)	288 (9,2%)	2854 (90,8%)	105 (3,2%)	183 (5,8%)	945 (30,1%)	1909 (60,7%)	3142 (100%)

Tab.1: Aufteilung des Datensatzes aller Patienten der vier Diagnosegruppen nach Rentenstatus und Rehabilitationsinanspruchnahme

Im zweiten Teil der Arbeit wählten wir zwei Patientengruppen aus: den bereits im ersten Teil der Arbeit ausgewählten 9410 Patienten mit Krebserkrankungen, welche jeweils einer der vier erwähnten Malignomgruppen zugeordnet wurden, setzten wir als Vergleichsgruppe 6258 Patienten gegenüber, welche einen Myokardinfarkt (ICD9 410) als Hauptdiagnose verzeichneten.

Betrachtete Altersgruppen

Als Zeitpunkt der Erstdiagnose des jeweiligen Malignomes nahmen wir den Zeitpunkt des ersten stationären Krankenhausaufenthaltes. Daten über Altersangaben zu diesem Zeitpunkt lagen innerhalb der einzelnen Karzinomgruppen von folgenden Patienten vor: in der Gruppe der Mamma-Ca Patienten von 1049 Patienten, in der Gruppe der Unterleibs-Ca Patienten von 357 Patienten, in der Gruppe der Magen-Darm-Ca Patienten von 1470 Patienten und in der Gruppe der HNO-Ca Patienten von 253 Patienten. Der Mittelwert des Alters bei Erstdiagnose lag bei allen vier Gruppen zwischen 60 und 68 Jahren. Die Spannweiten der Altersangaben in der Gruppe der Unterleibs-CaPatienten und der HNO-Ca Patienten sind mit weit über 80

10

Jahren deutlich größer als die der beiden anderen Gruppen mit 74 bzw 75 Jahren. Eine Übersicht bietet Tabelle 2.

	N	Spannweite	Minimum	Maximum	Mittelwert	Standardabw eichung
Alter bei ED MaCa	1049	75	19	95	60	15
Alter bei ED UnterleibCa	357	84	9	93	61	16
Alter bei ED MaDaCa	1470	74	24	98	68	13
Alter bei ED HNOCa	253	89	8	98	61	13

Tab. 2: Altersverteilung zum Zeitpunkt der Erstdiagnose innerhalb der vier Malignomgruppen.

In dem Kollektiv der 6258 Infarktpatienten liegen Altersdaten vor von 3878 Patienten. Der Altersmittelwert lag bei 61 Jahren, die Spannweite umfaßte 78 Jahre. Damit ist das Kollektiv der Infarktpatienten bezüglich Altersverteilung vergleichbar mit dem Kollektiv der Karzinompatienten (Tab. 3).

	N	Spannweite	Minimum	Maximum	Mittelwert	Standardabw eichung
Alter bei Infarkt	3878	78	15	93	61	14

Tabelle 3: Altersverteilung der 3878 Infarktpatienten

Sozialanalysen

Die Versicherungsnehmer wurden in fünf soziökonomische Gruppen unterteilt, welche mit der Berufsklassifikation der Bundesanstalt für Arbeit übereinstimmt (38): un- bzw angelernten Arbeiter (unskilled and semiskilled positions), Handwerker (skilled manuals), Angestellte (skilled non-manuals), höhere Angestellte (intermediates) und leitende Positionen (professionals). Aufgrund der nur sehr geringen Anzahl von Versicherten in leitenden Positionen, wurden diese mit der Gruppe der höheren Angestellten zusammengefasst (39)

Auswertung

Die Daten wurden mit Hilfe des Statistical Package for the Social Sciences (SPSS, Version 11) ausgewertet. An statistischen Auswertungsverfahren wurden deskriptive Statistiken (Häufigkeitsverteilungen, Mittelwertberechnungen) und Verfahren der prüfenden Statistik (logistische Regression, bei Nominal- bzw. nicht-kontinuierlichen Variablen der Chi-Quadrat-Test) angewandt.

Ergebnisse

Unter den zwischen 1986 und 1995 insgesamt >400000 Versicherten der Allgemeinen Ortskrankenkasse Mettmann befanden sich 9410 Patienten, welche wegen einer Malignomerkrankung stationär behandelt wurden, was einem Anteil von 2,3% an allen Versicherten entspricht. Von diesen 9410 Patienten nahmen 6618 eine Rehamaßnahme wahr, entsprechend 70% der betrachteten Malignompatienten.

I.1 Inanspruchnahme von Rehamassnahmen in Abhängigkeit vom Alter bei Karzinompatienten

Für die Altersanalysen wurden die Versicherten in verschiedene Gruppen eingeteilt, um genauer untersuchen zu können, welche Altersgruppen Rehabilitationsmaßnahmen besonders häufig, bzw. besonders selten in Anspruch nehmen.

Die Einteilung wurde folgendermaßen vorgenommen (die Altersgruppierung der ersten beiden Gruppen ergibt sich durch die Häufigkeiten des Auftretens der entsprechenden Altersstrata):

1. Unter 40 Jahren
2. 40. bis 55. Lebensjahr
3. Über 55. bis 65. Lebensjahr
4. Über 65. bis 75. Lebensjahr
5. Über 75 Jahre

Es folgt die logistische Regressionsanalyse für die Altersgruppen; dabei wird die jüngste Altersgruppe als Referenzgruppe verwendet (s. Tab 4)

Altersgruppe	Männer Odds ratio (95% CI)	Frauen Odds ratio (95% CI)
< 40. Lebensjahr	1*	1*
40. bis 55.	3,81 (1,10-13,25)	2,71 (1,47-4,99)
>55. bis 65.	2,01 (0,58-6,91)	1,06 (0,55-2,02)
>65. bis 75.	0,07 (0,01-0,43)	**
>75. Lebensjahr	**	**

*Referenzgruppe

**In dieser Altersgruppe wurde keine Rehabilitation in Anspruch genommen

Tab 4: Logistische Regressionsanalyse des Inanspruchnahmeverhaltens von rehabilitativen Maßnahmen in Abhängigkeit von Alter und Geschlecht

Die Befunde zeigen, daß die Tendenz, eine Rehabilitation in Anspruch zu nehmen, über die Altersgruppen sehr uneinheitlich ausgeprägt ist. In der untersten Altersgruppe ist sie deutlich schwächer als in der folgenden Altersgruppe der 40 bis 55- jährigen; hier ist die Tendenz am größten. Sie fällt in der folgenden Altersgruppe wiederum ab, denn hier unterscheidet sich das OR nicht von der Referenzgruppe. In der Altersgruppe >65 bis zum 75 Lebensjahr sinkt diese Tendenz deutlich ab und im Vergleich zur jüngsten Gruppe nehmen nur noch 7% Rehabilitationsmassnahmen in Anspruch. Dies bezieht sich nur auf die Männer, denn Frauen oberhalb des 65. Lebensjahrs nehmen keine Rehabilitation mehr in Anspruch; bei Männern trifft dies auf die Altersgruppe oberhalb des 75. Lebensjahrs zu; kein einziger Versicherter nahm mehr Rehabilitationsmassnahmen wahr.

I.2 Gibt es geschlechtsspezifische Unterschiede bei der Rehainanspruchnahme bei Karzinompatienten?

Von allen 6618 Karzinompatienten, welche eine Rehamaßnahme wahrnahmen, lagen Daten über die Geschlechtszugehörigkeit vor. Es folgt eine Analyse der Häufigkeitsverteilung der Geschlechter, welche ergab, daß zwei Drittel Männer (66,4%) und ein Drittel Frauen (33,6%) waren (Tab. 5).

	Häufigkeit	Prozent
Gültig	Mann	4396	66,4
	Frau	2222	33,6
	Gesamt	6618	100,0

Tab. 5: Geschlechtsverteilung in der Untersuchungspopulation der Karzinompatienten, welche eine Rehamassnahme besuchten

Von allen 6258 Infarktpatienten lagen Daten vor über die Inanspruchnahme von Rehamassnahmen von 229 Patienten. Die Geschlechtsanalyse ergab, daß davon 85% Männer waren und nur knapp 15% Frauen, entsprechend einem Verhältnis von ca 5:1 (Tab. 6).

	Häufigkeit	Prozent
Gültig	Mann	195	85,2
	Frau	34	14,8
	Gesamt	229	100,0

Tab. 6: Geschlechtsverteilung in der Untersuchungspopulation der Infarktpatienten, welche eine Rehamassnahme besuchten

I.3 Inanspruchnahme von Rehamassnahmen in Abhängigkeit von der Art der Tumorerkrankung nach Trennung in Männer und Frauen

Altersgruppe	Männer	Frauen
	Odds ratio (95% CI)	Odds ratio (95% CI)
Alle and. Karzinomerkrankungen	1*	1*
HNO	1,16 (0,94-1,44)	1,08 (0,85-1,36)
Magen- Darm	1,14 (0,91-1,42)	1,05 (0,89-1,25)
Mammakarzinom	--	1,19 (1,01-1,41)
Unterleibs-Ca	--	1,06 (0,89-1,26)
Alter	0,92 (0,90-0,94)	0,94 (0,90-1,26)

*Referenzgruppe

15

Tab 7: Logistische Regressionsanalyse der Inanspruchnahme von Rehamassmahmen in Abhängigkeit von der Art der Erkrankung nach Trennung in Männer und Frauen

Die logistischen Regressionsanalysen müssen nach Geschlechtern getrennt durchgeführt werden, da zwei der hier betrachteten Karzinomarten geschlechtsspezifisch sind.

Die Analysen zeigen, dass die Unterschiede in der Inanspruchnahme von Rehaleistungen über die verschiedenen Krankheitsgruppen sich nicht sehr deutlich unterscheiden. Lediglich beim Mammakarzinom zeigt sich im Vergleich zu allen hier nicht betrachteten malignen Erkrankungen eine leicht erhöhte Tendenz (+19%) zur Inanspruchnahme (Tab 7).

I.4 Inanspruchnahme von Rehamassnahmen bei Karzinompatienten nach sozialer Statusposition, operationalisiert nach beruflicher Statusposition, entweder der eigenen oder klassifiziert nach den Hauptversicherten

Altersgruppe	Männer	Frauen
	Odds ratio (95% CI)	Odds ratio (95% CI)
Mittlere/ höhere Pos.	1*	1*
Gelernte Dienstlst.	0,82 (0,07-9,52)	2,75 (0,34-22,45)
Facharbeiterpos.	1,37 (0,14-12,69)	0,99 (0,12-8,20)
Un- Angelernte	1,27 (0,14-11,73)	3,66 (0,47-28,41)
Alter	0,97 (0,95-0,99)	1,00 (0,98-1,02)

*Referenzgruppe

Tab 8: Logistische Regressionsanalyse der Inanspruchnahme von Rehamassnahmen nach sozialer Statusposition und Geschlecht aufgeteilt

Für keine der hier betrachteten Positionsgruppen läßt sich mit Hilfe logistischer Regressionsanalysen zeigen, daß eine schichtenspezifische Inanspruchnahme stattgefunden hat. Die Analysen sind zwar dadurch beeinträchtigt, daß aufgrund des relativ kleinen Anteils beruflich aktiver Versicherter nur ein Teil der gesamten Untersuchungspopulation für die Analyse zur Verfügung stand (N=6597), dies sollte die Interpretierbarkeit der Befunde jedoch nicht beeinträchtigen. Aus diesem Grund wird in der folgenden Analyse die berufliche Statusposition nicht weiter betrachtet.

I.5 Inanspruchnahme von Rehaleistungen in Abhängigkeit von der Akutversorgung, jeweils unter Kontrolle des Alters

Altersgruppe	Männer	Frauen
	Odds ratio (95% CI)	Odds ratio (95% CI)
HNO	1,34 (1,06-1,69)	1,21 (0,61-2,43)
Magen- Darm	1,31 (1,15-1,50)	1,37 (1,11-1,71)
Mammakarzinom	--	1,12 (1,02-1,25)
Unterleibs-Ca	--	0,99 (0,73-1,33)

Tab 9: Logistische Regressionsanalyse der Inanspruchnahme von Rehaleistungen in Abhängigkeit von der Akutversorgung, jeweils unter Kontrolle des Alters

Auch diese logistischen Regressionsanalysen müssen wiederum geschlechterspezifisch durchgeführt werden. Es zeigt sich, daß die Tendenz, Rehabilitationsmassnahmen in Anspruch zu nehmen, mit der Zahl der Aufenthalte in einem Haus der Akutversorgung zunimmt. Dies betrifft bei den Männern die beiden hier betrachteten Arten von Malignomen gleichermaßen, bei den Frauen zeigt sich diese Tendenz nicht (Tab 9).

Die Interpretation dieser Befunde ist nicht eindeutig, denn die größten Differenzen zeigen sich bei einer Unterscheidung in einen und zwei Aufenthalte. Die Ergebnisse hinsichtlich der weiteren Aufenthalte sind nicht ganz eindeutig, da ihre Interpretation durch Fallzahlprobleme erschwert ist.

II.1 Besteht ein Unterschied zwischen kardiologischen und onkologischen Patienten bezüglich der Anzahl der Berufsrückkehrer nach Durchführung rehabilitativer Maßnahmen?

Von den 6258 Pat mit Infarkt in Haupt- oder Nebendiagnose liegen Daten über Rehabilitationsaufenthalt und Rückkehr ins Berufsleben vor von nur 252 (4%).

Von diesen 252 Patienten besuchten 229 (91%) eine Rehabilitationsmassnahme und 23 (9%) nicht. Die Analyse zeigt, daß signifikant mehr Patienten ins Berufsleben zurückkehren, wenn sie eine Reha besuchten, bzw signifikant weniger Patienten nach einer Reha nicht ins Berufsleben zurückkehren (p<0,01) (Tab. 10).

| | | | Rehaaufenthalt | | |
			keine Reha	Reha	Gesamt
Rückkehr der Rehagänger in Arbeitsleben (unabhängig ob a.-los oder nicht)	nicht zurück	Anzahl	18	11	29
		% von Rehaaufenthalt	78,3%	4,8%	11,5%
	zurück	Anzahl	5	218	223
		% von Rehaaufenthalt	21,7%	95,2%	88,5%
Gesamt		Anzahl	23	229	252
		% von Rehaaufenthalt	100,0%	100,0%	100,0%

Tab.10: Anzahl der Rückkehrer ins Berufsleben nach Rehamassnahme bei Patienten mit Myokardinfarkt

Von den 9410 Karzinom-Pat liegen Daten über Rehabilitatonsaufenthalt und Rückkehr ins Berufsleben vor von 3051 (32%) Patienten. Von diesen 3051 Karzinom-Patienten besuchten 2379 (78%) eine Rehabilitationsmassnahme und 672 (22%) keine.

Die Analyse zeigt, daß signifikant weniger Patienten ins Berufsleben zurückkehren, wenn sie keine Rehamassnahme in Anspruch nahmen, bzw signifikant mehr Patienten ins Berufsleben zurückkehren, wenn sie eine Rehamassnahme besuchten (p<0,01) (Tab 11).

| | | | Rehaaufenthalt | | |
			keine Reha	Reha	Gesamt
Rückkehr in Berufsleben (unabh. ob arbeitslos oder nicht)	keine Rückkehr	Anzahl	386	213	599
		% von Rehaaufenthalt	57,4%	9,0%	19,6%
	Rückkehr	Anzahl	286	2166	2452
		% von Rehaaufenthalt	42,6%	91,0%	80,4%
Gesamt		Anzahl	672	2379	3051
		% von Rehaaufenthalt	100,0%	100,0%	100,0%

Tab.11: Anzahl der Rückkehrer ins Berufsleben nach Rehamassnahme bei Karzinom-Patienten

II.2 Besteht ein Unterschied zwischen kardiologischen und onkologischen Patienten bezüglich des Geschlechtes der Berufsrückkehrer nach Durchführung rehabilitativer Maßnahmen?

Von den 9410 Karzinompatienten liegen Daten über einen Rehabesuch von 6618 Pat. vor. Von diesen 6618 Patienten gibt es Daten über eine Rückkehr ins Berufsleben von 2379 Patienten. Von all diesen 2379 Patienten liegen Geschlechtsangaben vor. Die Datenlage zeigt, daß zum einen nach einer Rehamassnahme signifikant weniger Männer nicht ins Berufsleben zurückkehren als Frauen. Zudem kehren nach einer Rehamassnahme signifikant weniger Frauen in den Beruf zurück als Männer (p>0,01) (Tab. 12).

			Geschlecht		
			Mann	Frau	Gesamt
Rückkehr der Rehagänger in Berufsleben (unabh. ob arbeitslos oder nicht)	keine Rückkehr	Anzahl	99	114	213
		% von Geschlecht	6,0%	15,6%	9,0%
	Rückkehr	Anzahl	1550	616	2166
		% von Geschlecht	94,0%	84,4%	91,0%
Gesamt		Anzahl	1649	730	2379
		% von Geschlecht	100,0%	100,0%	100,0%

Tab. 12: Geschlechtsverteilung der Berufsrückkehrer nach Rehamassnahme unter Karzinompatienten

Von den 6258 Patienten mit Herzinfarkt in Haupt- oder Nebendiagnose liegen Daten vor über einen Rehabesuch von nur 252 Patienten. Von diesen 252 Pat, welche eine Rehamassnahme besuchten, kehrten 223 ins Berufsleben zurück. Geschlechtsangaben liegen vor von von allen 252 Patienten Rehapatienten. Die Datenlage zeigt, daß signifikant weniger Männer nicht ins Berufsleben zurückkehren nach einer Rehamassnahme als Frauen (p<0,01). Zudem kehren nach einer Rehamassnahme signifikant weniger Frauen in den Beruf zurück als Männer. Das Bild gleicht also dem der Karzinompatienten (p<0,01) (Tab 13).

19

| | | | Geschlecht | | Gesamt |
			Mann	Frau	
Rückkehr der Rehagänger in Berufsleben (unabh. ob arbeitslos oder nicht)	Keine Rückkehr	Anzahl	11	18	29
		% von Geschlecht	5,4%	36,0%	11,5%
	Rückkehr	Anzahl	191	32	223
		% von Geschlecht	94,6%	64,0%	88,5%
Gesamt		Anzahl	202	50	252
		% von Geschlecht	100,0%	100,0%	100,0%

Tab. 13: Geschlechtsverteilung der Berufsrückkehrer nach Rehamassnahme unter Infarktpatienten

II.3 Besteht ein Unterschied zwischen kardiologischen und onkologischen Patienten bezüglich des sozioökonomischen Status der Berufsrückkehrer nach Durchführung rehabilitativer Maßnahmen?

Von den 9410 Karzinompatienten besuchten 6618 eine Rehamassnahme. Bei den 6618 Rehagängern liegen von 2110 Patienten Daten vor über eine Rückkehr ins Berufsleben sowie über den soziökonomischen Status.

Die Datenlage zeigt, daß von den ungelernten Arbeitern und den einfachen Angestellten nach einer Rehabilitationsmassnahme signifikant weniger ins Berufsleben zurückkehren als erwartet (p<0,01). Von den Facharbeitern kehren hingegen signifikant mehr nach einer Rehabilitationsmassnahme ins Berufsleben zurück als erwartet (p<0,01) (Tab 14).

| | | | Soziökonomische Gruppe (SozÖG) | | | | Gesamt |
			semi/unskilled	skilled manual	skilled non-man	intermediate	
Rückkehr in Berufsleben (unabh. ob arbeitslos oder nicht)	keine Rückkehr	Anzahl	104	40	22	1	167
		% von SozÖG	8,8%	5,3%	13,1%	8,3%	7,9%
	Rückkehr	Anzahl	1072	714	146	11	1943
		% von SozÖG	91,2%	94,7%	86,9%	91,7%	92,1%
Gesamt		Anzahl	1176	754	168	12	2110
		% von SozÖG	100,0%	100,0%	100,0%	100,0%	100,0%

Tab 14: Soziökonomischer Status der Rehagänger unter allen Karzinompatienten mit Rückkehr ins Berufsleben

Von den 6258 Infarkt-Pat liegen Daten vor über einen Besuch rehabilitativer Maßnahmen von 252 Patienten. Von den 252 Rehagängern liegen von 202 Patienten Daten vor über eine Rückkehr ins Berufsleben und den soziökonomischen Status. Die Datenlage zeigt, daß es keinen signifikanten Unterschied gibt zwischen den soziökonomischen Gruppen bei den Infarktpatienten bezüglich der Rückkehr ins Berufsleben nach Durchführung einer Rehamassnahme ($p>0,05$) (Tab 15).

			Soziökonomische Gruppe (SozÖG)				Gesamt
			semi/unskilled	skilled manual	skilled non-man	intermediate	
Rückkehr der Rehagänger in Arbeitsleben (unabhängig ob a.- los oder nicht)	nicht zurück	Anzahl	7	1	1	0	9
		% von SozÖG	6,4%	1,4%	5,6%	,0%	4,5%
	zurück	Anzahl	103	70	17	3	193
		% von SozÖG	93,6%	98,6%	94,4%	100,0%	95,5%
Gesamt		Anzahl	110	71	18	3	202
		% von SozÖG	100,0%	100,0%	100,0%	100,0%	100,0%

Tab 15: Soziökonomischer Status der Rehagänger unter allen Infarktpatienten mit Rückkehr ins Berufsleben

II.4 Besteht ein Unterschied zwischen kardiologischen und onkologischen Patienten bezüglich Geschlecht und soziökonomischem Status der Berufsrückkehrer nach Durchführung rehabilitativer Maßnahmen?

Von den 9410 Karzinompatienten nahmen 4396 (47%) Männer und 2222 (24%) Frauen an einer Rehamassnahme teil. Von diesen 4396 Männern liegen Daten über den soziökonomischen Status vor von 1452 Männern. Von den 2222 Frauen liegen Daten über den soziökonomischen Status vor von 658 Frauen.

Die Datenanalyse zeigt, daß kein signifikanter Unterschied besteht zwischen den soziökonomischen Gruppen aller männlicher und weiblicher Rehabilitanden bezüglich der Rückkehr ins Berufsleben ($p >0,05$) (Tab. 16 und 17).

			Soziökonomische Gruppe (SozÖG)				
			semi/unskilled	skilled manual	skilled non-man	intermediate	Gesamt
Rückkehr der männlichen Rehagänger in Berufsleben	keine Rückkehr	Anzahl	37	32	5	0	74
		% von SozÖG	5,5%	4,7%	5,3%	,0%	5,1%
	Rückkehr	Anzahl	631	650	89	8	1378
		% von SozÖG	94,5%	95,3%	94,7%	100,0%	94,9%
Gesamt		Anzahl	668	682	94	8	1452
		% von SozÖG	100,0%	100,0%	100,0%	100,0%	100,0%

Tab 16: Rückkehr der männlichen onkologischen Rehapatienten ins Berufsleben in Abhängigkeit vom sozioökonomischen Status

			Soziökonomische Gruppe (SozÖG)				
			semi/unskilled	skilled manual	skilled non-man	intermediate	Gesamt
Rückkehr der weiblichen Rehagänger in Berufsleben	keine Rückkehr	Anzahl	67	8	17	1	93
		% von SozÖG	13,2%	11,1%	23,0%	25,0%	14,1%
	Rückkehr	Anzahl	441	64	57	3	565
		% von SozÖG	86,8%	88,9%	77,0%	75,0%	85,9%
Gesamt		Anzahl	508	72	74	4	658
		% von SozÖG	100,0%	100,0%	100,0%	100,0%	100,0%

Tab 17: Rückkehr der weiblichen onkologischen Rehapatienten ins Berufsleben in Abhängigkeit vom sozioökonomischen Status

Von den 6258 Infarktpatienten nahmen 195 (3%) Männer und 34 (0,5%) Frauen an einer Rehamassnahme teil. Von diesen 195 Männern liegen Daten über den sozioökonom. Status vor von 165 Männern. Von den 34 Frauen liegen Daten über den sozioökonom. Status vor von 31 Frauen. Die Datenanalyse zeigt, daß kein signifikanter Unterschied besteht zwischen den soziökonomischen Gruppen aller männlicher und weiblicher Rehabilitanden bezüglich der Rückkehr ins Berufsleben (p>0,05) (Tab. 18 und 19).

		Soziökonomische Gruppe (SozÖG)				
		semi/unskilled	skilled manual	skilled non-man	intermediate	Gesamt
Rückkehr der männlichen Rehagänger in Arbeitsleben	nicht zurück	Anzahl 2	1	1	0	4
		% von SozÖG 2,4%	1,6%	5,9%	,0%	2,4%
	zurück	Anzahl 80	62	16	3	161
		% von SozÖG a 97,6%	98,4%	94,1%	100,0%	97,6%
Gesamt		Anzahl 82	63	17	3	165
		% von SozÖG 100,0%	100,0%	100,0%	100,0%	100,0%

Tab 18: Rückkehr der männlichen kardiologischen Rehapatienten ins Berufsleben in Abhängigkeit vom soziökonomischen Status

			Soziökonomische Gruppe (SozÖG)			Gesamt
			semi/unskilled	skilled manual	skilled non-man	
Rückkehr der weiblichen Rehagänger in Arbeitsleben	nicht zurück	Anzahl	3	0	0	3
		% von SozÖG	13,0%	,0%	,0%	9,7%
	zurück	Anzahl	20	7	1	28
		% von SozÖG	87,0%	100,0%	100,0%	90,3%
Gesamt		Anzahl	23	7	1	31
		% von SozÖG	100,0%	100,0%	100,0%	100,0%

Tab 19: Rückkehr der weiblichen kardiologischen Rehapatienten ins Berufsleben in Abhängigkeit vom soziökonomischen Status

Diskussion

Im letzten Drittel des vergangenen Jahrhunderts hat sich die medizinische Rehabilitation in Deutschland zu einem festen Glied in der Versorgungskette des deutschen Gesundheitssystems entwickelt. Die onkologische Rehabilitation mußte sich als jüngster Zweig der medizinischen Rehabilitation seit den 90er Jahren des vergangenen Jahrhunderts aus ihrer lange kurmedizinisch geprägten Position emporheben und hat im Laufe der Zeit immer mehr an Professionalität gewonnen. Wesentlichen Beitrag zu dieser Entwicklung erbrachten strukturelle und inhaltliche Analysen der rehabilitativen Versorgung krebskranker Patienten, welche ergänzt wurden durch Projekte zur Qualitätssicherung sowie die Entwicklung von Leitlinien und Qualitätskriterien durch die Arbeitsgemeinschaft Rehabilitation, Nachsorge und Sozialmedizin (ARNS) der Deutschen Krebsgesellschaft. (7, 8). Der Bereich der onkologischen Rehabilitationsforschung erfuhr während dieser Zeit sowohl über die Kostenträger der Rehabilitation (z.B. BfA, VDR) durch Mitglieder der ARNS, als auch durch individuelle Projekte einen wesentlichen Antrieb. Auf Bundesebene werden seit 1998 im Rahmen des Reha-Forschungsverbundes wissenschaftliche Fragestellungen zum Thema der onkologischen Rehabilitation in Deutschland verfolgt, wobei primäres Ziel eine weitere Optimierung der Struktur- und Prozessqualität der Rehabilitation krebskranker Patienten ist. Zudem konnte wissenschaftlich belegt werden, daß onkologische Rehabilitationsmaßnahmen einen statistisch signifikant positiven Effekt haben, besonders auf dem somatischen und psychosozialen Gebiet (9).

In diesem Zusammenhang steht unsere Analyse des Rehabilitationsverhaltens von onkologischen Patienten am Beispiel von Versicherungsnehmern der Allgemeinen Ortskrankenkasse Mettmann.

Da die Rehabilitationsforschung noch jung und besonders auf dem Sektor der onkologischen Rehabilitation noch im Wachstum begriffen ist, findet sich ein zwar zunehmender, jedoch im Vergleich zu anderen Sektoren noch eingeschränkter, Literaturhintergrund. Aus diesem Grund fanden sich zu einigen der hier untersuchten Fragestellungen keine oder nur wenige Vergleichsdaten in der gesichteten Literatur.

I.1 Inanspruchnahme von Rehamassnahmen in Abhängigkeit vom Alter bei Karzinompatienten

Die Befunde zeigen, daß die Tendenz, eine Rehabilitation in Anspruch zu nehmen, über die Altersgruppen sehr uneinheitlich ausgeprägt ist. In der untersten Altersgruppe ist sie deutlich schwächer als in der folgenden Altersgruppe der 40 bis 55- jährigen; hier ist die Tendenz am größten. Sie fällt in der folgenden Altersgruppe wiederum ab, denn hier unterscheidet sich das OR nicht von der Referenzgruppe. In der Altersgruppe >65 bis zum 75 Lebensjahr sinkt diese Tendenz deutlich ab und im Vergleich zur jüngsten Gruppe nehmen nur noch 7% Rehabilitationsmassnahmen in Anspruch. Dies bezieht sich nur auf die Männer, denn Frauen oberhalb des 65. Lebensjahrs nehmen keine Rehabilitation mehr in Anspruch; bei Männern trifft dies auf die Altersgruppe oberhalb des 75. Lebensjahrs zu; kein einziger Versicherter nahm mehr Rehabilitationsmassnahmen wahr.

Führt man sich die historische Situation vor Augen, der diese Daten entstammen, so handelt es sich um die Zeit vor und um die sogenannte „Reha-Krise", während der sich nur eine sehr limitierte Zahl von ca 300 Rehabilitationseinrichtungen in den alten und neuen Bundesländern einer deutlich größeren Zahl von onkologischen Rehabedürftigen gegenüber sah. Zudem konzentrierten sich 80% der Einrichtungen auf die alten Bundesländer (4). Diese Tatsache könnte als Erklärungsansatz dienen, weswegen in erster Linie beruflich Aktive, nämlich diejenigen der Altersgruppe der 40- bis 55 –jährigen an rehabilitativen Maßnahmen teilnahmen. Daß weibliche Rehabilitanden weniger vertreten sind, kann sich aus der Position der Mitversicherten erklären, bei fehlender beruflicher Aktivität.

Weiterführende Literaturquellen fanden sich zu dieser Fragestellung nicht.

I.2 Gibt es geschlechtsspezifische Unterschiede bei der Rehainanspruchnahme bei Karzinompatienten?

Die Tatsache daß auch in unserer Studienpopulation sich eindeutige geschlechtsspezifische Differenzen bei der Inanspruchnahme von Rehabilitationsmaßnahmen zeigten, deckt sich mit Daten von Härtel (40). Sie zeigte in ihrer Untersuchung geschlechtsspezifischer Unterschiede bei der Inanspruchnahme von rehabilitativen Maßnahmen bei kardiologischen Patienten bereits, daß Frauen zu einem deutlich geringeren Anteil eine Rehabilitation wahrnehmen. Neben erkrankungsspezifischen Kriterien (Frauen, die einen Herzinfarkt erleiden sind zum einen älter und bereits vor dem Infarkt aufgrund mehrerer Nebendiagnosen kränker als vergleichbare männliche Patienten) welche eine Rehainanspruchnahme verhindern (Reha-Untauglichkeit aufgrund Multimorbidität), stehen besonders soziale Kriterien im Vordergrund, wie familiäre Verpflichtungen und die im Vergleich zu Männern seltener vorliegende Erwerbstätigkeit vor Erkrankung, wobei der Erhalt dieser Fähigkeit von den Kostenträgern ja als wesentliches Rehabilitationsziel angesehen wird. Inwiefern diese Kriterien auch für onkologische Patientinnen zutreffen läßt sich jedoch anhand der uns vorliegenden Daten nicht eindeutig klären.

I.3 Inanspruchnahme von Rehamassnahmen in Abhängigkeit von der Art der Tumorerkrankung nach Trennung in Männer und Frauen

Die Analysen zeigen, dass die Unterschiede in der Inanspruchnahme von Rehaleistungen über die verschiedenen Krankheitsgruppen sich nicht sehr deutlich unterscheiden. Lediglich beim Mammakarzinom zeigt sich im Vergleich zu allen hier nicht betrachteten malignen Erkrankungen eine leicht erhöhte Tendenz (+19%) zur Inanspruchnahme (Tab 7).

Auch in diesem Zusammenhang muß auf die historische Situation der Datenerhebung geachtet werden: Die Daten entstammen einer Zeit in der die onkologische Rehabilitation – wie eingangs erläutert - noch eher kurmedizinisch geprägt war und sich erst Anfang der 90er Jahre des vergangene Jahrhunderts aus dieser Position herauszuentwickeln begann (4). Demzufolge war auch die Professionalisierung der onkologischen Rehabilitation noch im frühen Anfangstadium und karzinomspezifische Therapieansätze fingen erst an, sich zu entwickeln (31, 41). Das könnte eine Erklärung für die fehlenden Unterschiede bei der Inanspruchnahme von Rehabilitationsmassnahmen über die verschiedenen Karzinomgruppen sein.

Vergleichsdaten ließen sich in der gesichteten Literatur jedoch leider nicht finden.

I.4 Inanspruchnahme von Rehamassnahmen bei Karzinompatienten nach sozialer Statusposition, operationalisiert nach beruflicher Statusposition, entweder der eigenen oder klassifiziert nach den Hauptversicherten

Für keine der hier betrachteten Positionsgruppen läßt sich mit Hilfe logistischer Regressionsanalysen zeigen, daß eine schichtenspezifische Inanspruchnahme stattgefunden hat. Die Analysen sind zwar dadurch beeinträchtigt, daß aufgrund des relativ kleinen Anteils beruflich aktiver Versicherter nur ein Teil der gesamten

Untersuchungspopulation für die Analyse zur Verfügung stand (N=6597), dies sollte die Interpretierbarkeit der Befunde jedoch nicht beeinträchtigen.

Während das allgemeine, nicht krankheitsspezifische Rehabilitationsverhalten von Patienten in Deutschland schon von mehreren Gruppen untersucht wurde, liegen hingegen kaum Daten über das spezielle Rehabilitationsverhalten onkologischer Patienten vor. Untersuchungen des nicht krankheitsspezifischen Rehabilitationsverhaltens umfassten auch Fragen nach sozioökonomischen und geschlechtsspezifischen Besonderheiten. Maier-Riehle und Schliehe untersuchten 1999 den Zusammenhang zwischen Rehabilitationsbedarf und Antragsverhalten und kamen zu dem Ergebnis, daß mehr Patienten sich subjektiv als rehabilitationsbedürftig ansehen als Anträge tatsächlich gestellt werden (42). Die nähere Analyse erbrachte, daß besonders arbeitsplatzbezogene Faktoren das stärkste Antragshindernis darstellen und restriktive Bedingungen auf dem Arbeitsmarkt die Rehainanspruchnahme senken. In diesem Zusammenhang ist die Untersuchung von Bürger und Morfeld über eine schichtspezifische Benachteiligung bei der Inanspruchnahme von medizinischen Reha-Maßnahmen von Bedeutung, konnte doch gezeigt werden, daß gerade Versicherte aus den unteren sozialen Schichten gesundheitlich besonders belastet sind und hier von einem besonders hohen Bedarf an rehabilitativen Maßnahmen auszugehen ist, wobei diese Patienten sich selber jedoch aus wirtschaftlichen und negativen arbeitsplatzrelevanten Gründen als weniger rehabedürftig einstufen und daher weniger Rehabilitationsmassnahmen wahrnehmen (43).

Hinsichtlich der uns vorliegenden Daten muß auch wieder auf den historischen Zeitraum verwiesen werden: die zitierten Untersuchungen stammen aus 1999, sind also deutlich jünger als unsere Daten. Entsprechende Untersuchungen die dem Zeitraum der Erhebung der uns vorliegenden Daten entstammen, waren in der gesichteten Literatur nicht zu finden.

I.5 Inanspruchnahme von Rehaleistungen bei Karzinompatienten in Abhängigkeit von der Akutversorgung, jeweils unter Kontrolle des Alters

Die Ergebnisse der logistischen Regressionsanalyse zeigen, daß bei den männlichen Patienten die Tendenz, Rehabilitationsmassnahmen in Anspruch zu nehmen, mit der Zahl der Aufenthalte in einem Haus der Akutversorgung zunimmt. Dies betrifft die beiden hier betrachteten Arten von Malignomen von HNO- und Magen-Darm-Trakt gleichermaßen. Bei den Frauen zeigt sich diese Tendenz nicht. Ein Erklärungsansatz für diese Tendenz könnte bei den möglicherweise stärker auftretenden funktionellen Störungen liegen, welche infolge therapieintensiverer Maßnahmen im Zusammenhang mit häufigeren Krankenhausaufenthalten stehen. Das diese Tendenz bei den weiblichen Patienten nicht zu erkenn ist, liegt möglicherweise an dem bereits erwähnten Mitversichertenstatus und der verminderten Neigung zur Inanspruchnahme rehabiltativer Maßnahmen (40). In der gesichteten Literatur fanden sich zu dieser Fragestellung leider keine Vergleichsdaten.

II.1 Besteht ein Unterschied zwischen kardiologischen und onkologischen Patienten bezüglich der Anzahl der Berufsrückkehrer nach Durchführung rehabilitativer Maßnahmen?

Bei den kardiologischen Infarktpatienten (6258) gibt es nur von 4% (252) Daten über Rehabilitationsaufenthalt und Rückkehr ins Berufsleben, während bei den onkologischen Patienten (3051) diesbezüglich Daten von 32% (3051) vorliegen. In der gesichteten Literatur ließen sich keine Vergleichsdaten finden.

Die nähere Betrachtung dieser Untergruppen zeigt, daß von den kardiologischen Berufsrückkehreren mit 91% mehr Patienten eine Rehabilitation besuchten, als bei den onkologischen Berufsrückkehrern mit 78%. Diese Verteilung kann durch die historische Situation der Datenerhebung erklärt werden: Im Erhebungszeitraum befand sich die onkologische Rehabilitation im Gegensatz zur wesentlich länger etablierten kardiologischen Rehabilitation erst im frühen Anfangsstadium ihrer Etablierungsphase.

Zusammenfassend zeigt die Analyse, daß sowohl unter den kardiologischen als auch unter den onkologischen Patienten signifikant mehr ins Berufsleben zurückkehren, wenn sie eine Rehamassnahme besuchten.

Bezüglich der kardiologischen Patienten gibt es eine Reihe früherer Untersuchungen, die sich mit der Fragestellung der Rückkehr ins Berufsleben nach rehabilitativen Maßnahmen beschäftigen. So konnten Boudrez und DeBacker zeigen, daß über 80% der kardiologischen Rehapatienten ein Jahr nach dem Ereignis wieder in das Berufsleben zurückgekehrt waren (44). Während Bengtsson keinen Unterschied in der Rate der Berufsrückkehr sah zwischen Rehapatienten und Nicht-Rehapatienten, kamen Maeland und Havik hingegen zu dem Ergebnis, daß für die Rückkehrrate ins

Berufsleben nach rehabilitativen Maßnahmen neben sozioökonomischen und arbeitsspezifischen Faktoren, noch weitere Faktoren verantwortlich sind, wie Wohnort, Alter, Ausbildung und der klinische Verlauf (45, 46). Bezüglich der onkologischen Patienten fanden sich in der gesichteten Literatur keine Vergleichsdaten.

Hinsichtlich der allgemeinen medizinischen Rehabilitation zeigte eine Studie der Arbeitsgemeinschaft Deutscher Berufsförderungswerke, daß nahezu 80% der befragten Rehabilitanden auch nach Jahren noch fest im Beruf stehen, was Rückschlüsse auf die Bedeutsamkeit rehabilitativer Maßnahmen im Zusammenhang mit einer Rückkehr ins Berufsleben zuläßt (47).

II.2 Besteht ein Unterschied zwischen kardiologischen und onkologischen Patienten bezüglich des Geschlechtes der Berufsrückkehrer nach Durchführung rehabilitativer Maßnahmen?

Die Datenlage zeigt, daß sowohl unter den kardiologischen als auch unter den Karzinompatienten nach einer Rehamassnahme signifikant weniger Frauen in den Beruf zurückkehren als Männer. Studien, die sich mit geschlechtsspezifischen Prädiktoren der Rückkehr ins Berufsleben befassen sind in der wissenschaftlichen Literatur rar. Die meisten return-to-work-Studien schließen nur Männer ein oder lassen nicht erkennen wie viele Frauen einbezogen sind (40).

Im Zusammenhang mit kardiologischen Patienten konnten Keck und Budde zeigen, daß die berufliche Wiedereingliederung von Frauen unter 60 Jahren nach stationärer kardiologischer Rehabilitation häufiger mißlingt als bei Männern (48). Die geringere Rückkehrrate der Frauen hängt nach Vermutung der Autoren mit ihrer geringeren beruflichen Qualifikation zusammen, die wiederum mit besonderen körperlichen Anforderungen verbunden ist, denen Frauen mit koronaren Erkrankungen nicht mehr gewachsen sind. Es liegt außerdem die Vermutung nahe, daß insbesondere bei verheirateten Frauen der ökonomische Druck zur Rückkehr in den Beruf geringer ist als bei Männern und ihnen vom Arzt seltener zur Rückkehr geraten wird.

Im Zusammenhang mit onkologischen Patienten lagen in der gesichteten Literatur keine Vergleichsdaten vor.

II.3 Besteht ein Unterschied zwischen kardiologischen und onkologischen Patienten bezüglich des sozioökonomischen Status der Berufsrückkehrer nach Durchführung rehabilitativer Maßnahmen?

Die Analyse ergibt, daß bei den Karzinompatienten von den ungelernten Arbeitern und den einfachen Angestellten nach einer Rehabilitationsmassnahme signifikant weniger ins Berufsleben zurückkehren als erwartet. Von den Facharbeitern kehren hingegen signifikant mehr nach einer Rehabilitationsmassnahme ins Berufsleben zurück als erwartet. Dieses Ergebnis deckt sich mit früheren Beobachtungen, allerdings bei Infarktpatienten: Schon 1986 zeigten Maeland und Havik, daß unter Infarktpatienten ein hoher Einkommens- und Ausbildungslevel eine Rückkehr ins Berufsleben nach einer Rehamassnahme begünstigen (46). Das Ergebnis der Untersuchung von Gehring et al weist ebenfalls in die Richtung, daß die Art des Berufes auf die Rückkehr ins Berufsleben nach Rehamassnahmen Einfluß nimmt (49). Goeminne et al konnten mit ihren Korrelationsanalysen aus 1989 hinsichtlich Berufsrückkehr und Berufsart deutlich machen, daß Arbeiter nach einer Rehamassnahme deutlich später bzw. gar nicht mehr in das Berufsleben zurückkehren im Vergleich zu höheren Angestellten oder Selbständigen (50). Entsprechende Daten bezüglich Karzinompatienten waren in der gesichteten Literatur nicht zu finden.

Die Analyse der Infarktpatienten unserer Studienpopulation ergab keinen signifikanten Unterschied zwischen den sozioökonomischen Gruppen bezüglich der Rückkehr ins Berufsleben nach Durchführung einer Rehamassnahme. Dieses Resultat kann möglicherweise auf die relativ kleine Fallzahl zurückzuführen sein.

II.4 Besteht ein Unterschied zwischen kardiologischen und onkologischen Patienten bezüglich Geschlecht und sozioökonomischem Status der Berufsrückkehrer nach Durchführung rehabilitativer Maßnahmen?

Die Datenanalyse zeigt, daß weder bei kardiologischen noch onkologischen Patienten ein signifikanter Unterschied besteht zwischen den soziökonomischen Gruppen aller männlichen und weiblichen Rehabilitanden bezüglich der Rückkehr ins Berufsleben.

Untersuchungen von Faktoren, welche potentiell Auswirkungen haben auf eine Rückkehr ins Berufsleben, existieren vor allem über kardiologische Patienten (36, 44, 51) oder handeln von Rehabilitanden allgemein ohne Krankheitsspezifizierung

(52). Alter, Ausbildungsdauer, Zufriedenheit mit dem Beruf, und Prognoseeinschätzung sowohl durch Arzt als auch durch Patient wurden als wesentliche Faktoren identifiziert, die Einfluß nehmen auf eine Rückkehr ins Berufsleben nach Rehabilitation. Eine Geschlechtsdifferenzierung findet sich jedoch nur in der Untersuchung von Budde und Keck: sie konnten zeigen, daß in ihrer Population kardiologischer Rehabilitanden die Arzt- und Patienteneinschätzung einer Rückkehr ins Berufsleben für männliche Rehabilitanden zwei wesentliche Einflußfaktoren waren (51). Bei den weiblichen Rehabilitanden hingegen spielte das Maß an Depressivität gegen Ende der Reha die ausschlaggebende Rolle in Bezug auf Rückkehr ins Berufsleben (51).

Vergleichbare Untersuchungen über onkologische Patienten existieren bisher noch in etwas geringerem Umfang (29, 31, 53). Faktoren, die bei diesen Patienten Einfluß nehmen auf eine Rückkehr ins Berufsleben sind vor allem Angst, Depression und Therapietoxizitäten, sowie Alter, Tumorlokalisation und der Berufsstatus vor Diagnosestellung. Eine Geschlechtsdifferenzierung fehlt jedoch in diesen Untersuchungen.

Sozialer Gradient bei Tumorerkrankungen

Das Vorliegen eines sozialen Gradienten im Zusammenhang mit Krebserkrankungen zu Ungunsten der unteren sozialen Schichten wurde bereits von Geyer beschrieben (54, 55). In den uns vorliegenden Daten machen Krebserkrankte 2,3% aller Versicherten aus. In Bezug auf die Prävalenz von Krebserkrankungen von ca 1% in der deutschen Gesamtbevölkerung zeigt sich in unserer Population eine doppelt so hohe Erkrankungsrate. Zieht man das regionale Umfeld der Versicherten mit in Betracht, welches in einer überwiegend industriell geprägten Region liegt (Industrieregion Ruhrgebiet) und berücksichtigt die Tatsache, daß der größte Teil der Versicherten als Arbeiter oder Handwerker in der Produktionsindustrie tätig ist, so läßt sich hier eine Bestätigung des sozialen Gradienten im Zusammenhang mit Krebserkrankungen ableiten. Inwiefern die im Vergleich zur Gesamtbevölkerung erhöht anmutende Prävalenz von signifikanter Bedeutung sein kann, sollte Objekt weiterer Untersuchungen sein.

Zusammenfassung

Im ersten Teil der Arbeit untersuchten wir das Rehabilitationsverhalten von 9410 Karzinompatienten (Ca), welche bei der Allgemeinen Ortskrankenkasse Mettmann zwischen 1987 und 1996 versichert waren. Es handelt sich dabei sowohl um selbstversicherte als auch familienversicherte Mitglieder. Die Patienten wurden in vier Karzinomtypgruppen eingeteilt: Patienten mit Mammakarzinom, Karzinomen der oberen und unteren Luftwege (kurz „HNO"), Unterleibskarzinom oder Magen-Darm-Karzinom. Insgesamt zeigte die Geschlechterverteilung bei allen Rehapatienten ein Verhältnis von 2:1 mit doppelt so vielen Männern als Frauen.

Die Befunde zeigen, daß unter den männlichen Patienten die Tendenz, eine Rehabilitation in Anspruch zu nehmen, über die Altersgruppen sehr uneinheitlich ausgeprägt ist. In der untersten Altersgruppe ist sie deutlich schwächer als in der folgenden Altersgruppe der 40 bis 55- jährigen; hier ist die Tendenz am größten.

Weiterhin konnte gezeigt werden, daß die Unterschiede in der Inanspruchnahme von Rehaleistungen über die verschiedenen Krankheitsgruppen im betrachteten Zeitraum sich nicht sehr deutlich unterscheiden.

Auch eine schichtenspezifische Inanspruchnahme von Rehamassnahmen ließ sich nicht nachweisen in der betrachteten Population.

Dahingegen ließ sich die Tendenz aufzeigen, daß die Inanspruchnahme von Rehabilitationsmassnahmen, mit der Zahl der stationären Voraufenthalte in einem Krankenhaus der Akutversorgung zunimmt. Dies betrifft bei den Männern die Patienten mit Magen-Darm und diemit HNO-Karzinomen. Bei den Frauen zeigt sich diese Tendenz nicht.

Im zweiten Teil der Arbeit untersuchten wir das Rückkehrverhalten in das Berufsleben bei Rehabilitanden und Nicht-Rehabilitanden. Wir betrachteten dabei zwei Patientengruppen: Patienten mit Krebserkrankungen (insgesamt 9410 Patienten) und Patienten mit Myokardinfarkt (insgesamt 6258 Patienten). Es konnte gezeigt werden, daß in beiden Gruppen signifikant mehr Patienten in das Berufsleben zurückkehren, wenn eine rehabilitative Maßnahmen durchgeführt wurden. Zudem zeigte sich daß in beiden Gruppen nach einer Rehabilitation mehr Männer als Frauen in das Berufsleben zurückkehren. Ein geschlechtsspezifischer Unterschied zwischen den sozioökonomischen Gruppen bezüglich der Rückkehr ins

Berufsleben ließ sich weder bei Karzinompatienten noch bei Infarktpatienten nachweisen.

Ein signifikanter Unterschied zwischen den sozioökonomischen Gruppen bezüglich der Rückkehr ins Berufsleben ließ sich nur bei den Karzinompatienten zeigen, nicht bei den Infarktpatienten: bei den Karzinompatienten kehrten weniger ungelernte Arbeiter und weniger einfach Angestellte in das Berufsleben zurück als erwartet. Dafür kehrten signifikant mehr Facharbeiter als erwartet ins Berufsleben zurück.

Literaturverzeichnis

1. Bartsch H.H. „Was können onkologische Rehabilitationsstrategien für Tumorpatienten in palliativen Erkrankungssituationen leisten?" Therap. Umschau 2001, 58: 453-458

2. Kawski S, Koch U „Quality of assurance in the field of medical rehabilitation in Germany. State of the art and perspectives" Bundesgesundheitsblatt Gesundheitsforschung und Gesundheitsschutz 2004, 47(2): 111-117

3. Clade H „Rehabilitation: Von der Versorgung zum Empowerment" Deutsches Ärzteblatt 100, Ausgabe 13 vom 28.03.2003, Seite A-830 / B-704 / C-658

4. Bartsch H.H. „Stellenwert und Perspektiven der Rehabilitation onkologischer Patienten in Deutschland" Onkologie 2001, 24 (Suppl. 1): 68-73

5. Koch U, Weis J „Krebsrehabilitation in der Bundesrepublik Deutschland. Eine kritische Betrachtung unter Rehabilitationspsychologischer Perspektive" Strahlentherapie und Onkologie 1992, 168: 622-627

6. Koch U et al „Expertise Krebsrehabilitation in der Bundesrepublik Deutschland" Verband Deutscher Rentenversicherungsträger (VDR) 1995

7. Egner U et al „Das Qualitätssicherungsprogramm der gesetzlichen Rentenversicherung für den Bereich der medizinischen Rehabilitation. Konzept, Stand der Umsetzung und Perspektiven". Rehabilitation 1998, 37:2-7

8. Delbrück H „Standards und Qualitätskriterien in er onkologischen Rehabilitation" München, Zuckschwerdt, 1997

9. Schwibbe G et al „Evaluation von Rehabilitationsmassnahmen bei Krebspatienten. Zentrale Fragen und erste Ergebnisse eines Forschungsprojektes" In: Koch U, Potreck-Rose F (Hrsg). Krebsrehabiltation und Psychoonkologie. Berlin: Springer, 1990:268-275

10. Schwibbe G „Veränderungen der Lebensqualität onkologischer Patienten im Verlauf einer stationären Nachsorgekur." Rehabilitation 1991; 30: 155-162

11. Schmelzle M et al „Zum Stellenwert von Nachsorgekuren in der Krankheitsbewältigung von Tumorpatienten" Onkologie 1991; 14: 61-65

12. Biskup M et al „Veränderungen körperlicher Beschwerden und Belastungen von Tumorpatienten nach stationärer onkologischer Rehabilitation" Praxis der Klinischen Verhaltensmedizin und Rehabilitation 1994a; 28: 219-229

13. Uhlemann T, Biskup M "Medizinische, funktionelle und psychosoziale Rehabilitation. In: Koch U, Weis J (Hrsg.) "Krankheitsbewältigung bei Krebs

und Möglichkeiten der Unterstützung – Der Förderschwerpunkt "Rehabilitation von Krebskranken"". Stuttgart: Schattauer 1998,: 291-308

14. Biskup M et al „Mittelfristige Wirksamkeit von stationärer onkologischer Rehabilitation. Projektbericht. Göttingen, Bad Gandersheim: Eigendruck,1994b

15. Schwiersch M et al „Veränderungen der Lebensqualität von Tumorpatientinnen und –patienten nach stationärer onkologischer Rehabilitation. Praxis der Klinischen Veraltensmedizin und Rehabilitation 1994; 28: 230-240

16. Krischke NR et al „Stationäre onkologische Rehabilitation: Veränderung der Lebensqualität, Programmerwartung und –beurteilung von Krebspatienten. Praxis der Klinischen Veraltensmedizin und Rehabilitation 1996; 35: 186-193

17. Krischke NR et al „Prädiktoren für den Erfolg stationärermedizinischer onkologischer Rehabilitation. Präv-Rehab 1996; 8:109-117

18. Herdt J et al „Rehabilitation von Patientinnen mit Brustkrebs im Rahmen eines ganzheitlichen Bhenadlungskonzeptes – Erste Ergebnisse zu Veränderungsprozessen." Abstract. Tagungsband. 6. Rehabilitationswissenschaftliches Kolloquium März 1996 in Bad Säckingen. Band 6, DRV-Schriften. Frankfurt/Main: VDR 1996: 264-265

19. Herdt J et al „Rehabilitation of patients with breast cancer within a bio-psycho-social-in-patient-setting. Factors influencing quality of life and implications for rehabilitation" Abstract. Proceedings, 6th European Congress on Research in Rehabilitation Mai /Juni 1998 in Berlin. Band 10. DRV-Schriften. Frankfurt /Main: VDR, 1998: 406-407

20. Herdt J et al „Rehabilitation of patients with breast cancer – factors related with general and specific complaints." Abstract. J Cancer Res Clin Oncol 1998; 124: 110

21. Weis J, Bartsch HH, Etrbacher G Rehabilitationsbedürftigkeit und Erfolgsbeurteilung in der stationären onkologischen Rehabilitation" Abstract. Tagungsband. 6. Rehabilitationswissenschaftliches Kolloquium März 1996 in Bad Säckingen. DRV-Schriften, Band 6. Frankfurt am Main: VDR, 1996: 327

22. Weis J, Bartsch HH, Erbacher G, Steuerwald M "Evaluation kurz- und mittelfrsitiger Effekte stationärer Rehabilitationsmassnahmen in der Onkologie" Abstract. Tagungsband. 7. Rehabilitationswissenschaftliches

Kolloquium März 1997 in Hamburg. DRV-Schriften, Band 11. Frankfurt am Main: VDR, 1998: 427-428

23. Gärtner U et al „Krankheitsbewältigung bei Mammakarzinom – Einfluß von stationärer Rehabilitation" Münch med Wschr 1997; 139: 261-265

24. Weis J, Moser MT, Fachinger D et al "Zielorientierte Evaluation von Maßnahmen in der stationären onkologischen Rehabilitation" Abstract. Tagungsband. 8. Rehabilitationswissenschaftliches Kolloquium März 1999 auf Norderney. DRV-Schriften, Band 12. Frankfurt am Main: VDR, 1999: 306-307

25. Bergelt C et al „Befürchtungen und Therapieziele von Patienten zu Beginn einer onkologischen Rehabilitationsmassnahme. Rehabilitation 2000; 29: 338-349

26. Moser MT et al „Zielorientierte Ergebnismessung: Rehabilitationsziele, Interrater-Übereinstimmung und Effektmaße in der onkologischen Rehabilitation. Abstract. Tagungsband. 9. .Rehabilitationswissenschaftliches Kolloquium März in Würzburg. Band 20, DRV-Schriften. Frankfurt/Main: VDR, 2000: 345-347

27. Moser MT et al „Vergleichende Effekte stationärer onkologischer Rehabilitation – Ergebnisse der Multizenterstudie ZESOR" Abstract. Tagunsband. 10.Rehabilitationswissenschaftliches Kolloquium März 2001 in Halle/Saale. Band 26, DRV-Schriften. Frankfurt/Main: VDR 2001: 347-349

28. Teichmann JV „Onkologische Rehabilitation: Evaluation der Effektivität stationärer onkologischer Rehabilitationsmaßnahmen" Rehabilitation 2002, 41 (1): 53-63

29. van der Wouden JC et al „Occupationalre-integration of longterm cancer survivors" J Occup Med 1992, 34 (11): 1084-1089

30. Maunsell E et al "Work problems after breast cancer : an exploratory qualitative study " Psychooncology 1999, 8(6): 467-473

31. Razavi D et al „Professional rehabilitation of lymphoma patients: a study of psychosocial factors associated with return to work" Support Care Cancer 1993, 1(5): 276-278

32. Udaka T et al "Rehabilitation and return-to-work after laryngectomy : the role of industrial otolaryngologists" J UOEH 2004, 26(2): 253-258

33. Spelten et al „Cancer fatigue and the return of patients to work – a prospective cohort study" Eur J Cancer 2003, 39 (11): 1562-1567

34. Spelten ER et al „Factors reported to influence the return to work of cancer survivors: a literature review" Psychooncology 2002, 11(2): 124-131

35. Syrjala KL et al "Recovery and long-term function after hematopoietic cell transplantation for leukemia or lymphoma" JAMA 2004, 291(19): 2335-2343

36. Mittag O et al „Return to work after myocardial infarction / coronary artery bypass grafting: patients' and physicians' initial viewpoints and outcome 12 months later" Soc Sci Med 2001, 52(9): 1441-1450

37. Muller-Nordhorn J et al „Return to work after cardiologic rehabilitation" Soz Präventivmed 2003, 48(6):370-378

38. Bundesanstalt für Arbeit „Editorielles Schlüsselverzeichnis für die Angaben zur Tätigkeit in den Versicherungsnachweisen" Nürnberg, Bundesanstalt für Arbeit 1992

39. Eisemann M , Eriksson M, Molloy DW, Nordenstam M, Richter J; „Attitudes towards self-determination in health care – a general population survey in northern Sweden"European Journal of Public Health, 1999 , 9(1): 41-44,

40. Härtel U „Geschlechtsspezifische Prädiktoren der Inanspruchnahme kardiologischer Rehabilitation aus epidemiologischer Sicht" Rehabilitation 1999, 38(Suppl. 2): 142-147

41. Hoffmann L, Polak HJ, Hudemann B, Serfling D, Riedel H „Problems of assessment and occupational rehabilitation of patients with malignant urogenital neoplasm" Z Urol Nephrol 1981, 74(1): 35-43

42. Maier-Riehle B, Schliehe F „Rehabilitationsbedarf und Antragsverhalten" Rehabilitation 1999, 38 (Suppl. 2): 100-115

43. Bürger W, Morfeld M „Gibt es schichtspezifische Benachteiligungen bei der Inanspruchnahme von medizinischen Reha-Maßnahmen?" Rehabilitation 1999, 38 (Suppl. 2): 134-141

44. Boudrez H, DeBacker G „Recent findings on return to work after an acute myocardial infarction or coronary artery bypass grafting" Acta Cardiol 2000, 55(6): 341-349

45. Bengtsson K "Rehabilitation after myocardial infarction. A controlled study." Scand J Rehabil Med 1983, 15(1): 1-9

46. Maeland JG, Havik OE "Return to work after myocardial infarction: the influence of background factors, work characteristics and illness severity" Scand J Soc Med 1986, 14(4): 183-195

47. Arbeitsgemeinschaft Deutscher Berufsförderungswerke "Gute Chancen durch Rehabilitation" Rehabilitation 2000, 39: 375-376

48. Keck M, Budde HG „Nachsorgeverhalten und soziale Situation von Patientinnen nach stationärer kardiologischer Rehabilitation" Herz/Kreislauf 1998, 30: 394-399

49. Gehring J, Koenig W, Rana NW, Mathes P „The influence of the type of occupation on return to work after myocardial infarction, coronary angioplasty and coronary bypass surgery" Eur Heart J 1988, 9 Suppl L: 109-114

50. Goeminne HM, Faes K, Poelemans KM, Van der Mersch C, Brutsaert DL „The effect of a cardiac rehabilitation program on return to work" Arch Belg 1989, 47 (1-4): 70-72

51. Budde HG, Keck M "Predictors of return to work after inpatient cardiac rehabiitation under workers' compensation plan" Rehabilitation 2001, 40(4): 208-216

52. Maurischat C, Mittag O "Assessing the work-role quality and its significance in predicting return-to-work" Rehabilitation 2004, 43(1): 1-9

53. Weis J, Koch U, Geldsetzer M "Changes in occupational status following cancer. An empirical study on occupational rehabilitation" Soz Präventivmed 1992, 37(2): 85-95

54. Geyer S und Peter R „Occupational status and all-cause mortality" European Journal of Public Health 1999,9:114-118

55. Geyer S „The role of social and psychosocial factors in the development and course of cancer" Wiener Klinische Wochenschrift 2000, 112/23: 986-994